BEI GRIN MACHT SICH IHR WISSEN BEZAHLT

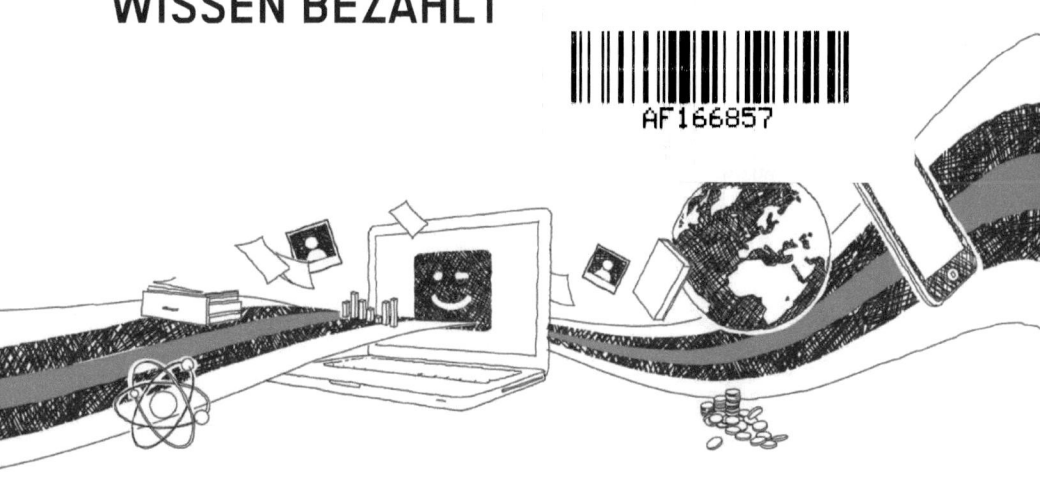

AF166857

- Wir veröffentlichen Ihre Hausarbeit, Bachelor- und Masterarbeit

- Ihr eigenes eBook und Buch - weltweit in allen wichtigen Shops

- Verdienen Sie an jedem Verkauf

Jetzt bei www.GRIN.com hochladen und kostenlos publizieren

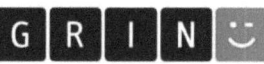

Pandemieplan für die stationäre Altenpflege. Möglichkeiten zur Unterbrechung von Infektionsketten

Simon Bruckuf

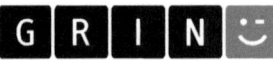

Bibliografische Information der Deutschen Nationalbibliothek:

Die Deutsche Nationalbibliothek verzeichnet diese Publikation in der Deutschen Nationalbibliografie; detaillierte bibliografische Daten sind im Internet über http://dnb.d-nb.de abrufbar.

ISBN: 9783346478238
Dieses Buch ist auch als E-Book erhältlich.

© GRIN Publishing GmbH
Nymphenburger Straße 86
80636 München

Druck und Bindung: Books on Demand GmbH, Norderstedt Germany
Gedruckt auf säurefreiem Papier aus verantwortungsvollen Quellen

Das vorliegende Werk wurde sorgfältig erarbeitet. Dennoch übernehmen Autoren und Verlag für die Richtigkeit von Angaben, Hinweisen, Links und Ratschlägen sowie eventuelle Druckfehler keine Haftung.

Das Buch bei GRIN: https://www.grin.com/document/1066278

APM – Akademie für Pflegeberufe und Management

PDL-Weiterbildung

Simon Bruckuf

Vorstellung eines 6 Phasen Pandemie-/Epidemieplans und Möglichkeiten der Implementierung in eine Einrichtung der Stationären Altenpflege

Crashkurs Dü14, Düsseldorf

Inhaltsverzeichnis

1. Einleitung

Diese Facharbeit stellt einen Sechs-Phasen-Pandemie/Epidemieplan und Möglichkeiten zur Implementierung vor, der unabhängig von der Art des Erregers eine unterstützende Sammlung von Maßnahmen sein kann, mit dem Ziel Infektionsketten zu unterbrechen und nachvollziehbar zu machen.

Die Covid-19 Pandemie die im Dezember des Jahres 2019 ihren Anfang nahm und in ihrem Verlauf stationäre Pflegeeinrichtungen auf der ganzen Welt vor außergewöhnliche Herausforderungen stellte zeigte deutlichst, dass eine passive Rolle von Führungskräften, die sich nur auf die bestehenden unzureichenden oder nicht vorhandenen Konzepte beriefen und auf Anweisungen durch Behörden und Bundes/Landesregierungen warteten, nicht vereinbar ist mit dem Ziel die Bewohner in stationären Pflegeeinrichtungen vor vermeidbaren Gefahren zu schützen.

Zumindest hierzulande überholte die Realität oft genug die Entscheider auf Bundes- und Landesebene.

Auch wenn und sobald die derzeitige Pandemie überstanden sein sollte, kann es kein „zurück zum davor" geben. Stattdessen sollten Pandemiepläne ein fester Bestandteil der Konzepte jeder Pflegeeinrichtung werden.

Denn Covid-19 ist sicherlich eine außergewöhnliche Herausforderung, aber nicht die letzte und auch nicht die erste ihrer Art.

Schon im November 2002 bis Juli 2003 gab es mit der SARS CoV1 Pandemie, die sich schwerpunktmäßig auf China, Hongkong, Taiwan, Kanada und Singapur beschränkte, das erste Auftreten eines SARS-Coronaviruses.[10]

Mit MERS-CoV wurde ein weiteres Coronavirus 2012 identifiziert, dass bisher vor allem auf der arabischen Halbinsel bereits z über 850 Toden geführt hat.

Regelmäßig kommt es auch durch Influenza Subtypen zu endemischen und pandemischen Entwicklungen.

Außerdem ist zu befürchten, dass durch die fortschreitende Entwicklung von Antibiotika-Resistenzen bei Bakterien, Erkrankungen die momentan sehr gut behandelbar sind wieder endemisches und pandemisches Potential entwickeln werden sobald nur noch wenige oder gar keine Antibiotika zur Behandlung zur Verfügung stehen.

2. Begriffsdefinition

2.1 Epidemie

Eine Epidemie (von altgriechisch ἐπί epí ‚auf, bei, dazu' und δῆμος dēmos ‚Volk'), auch Seuche genannt, ist ein zeitlich und örtlich begrenztes vermehrtes Auftreten von Krankheitsfällen einheitlicher Ursache innerhalb einer menschlichen Population und entspricht damit einem großen Ausbruch einer Krankheit. Der Begriff ist nicht auf Infektionskrankheiten beschränkt.[1]

2.2 Pandemie

Pandemie (von altgriechisch παν pan ‚gesamt, umfassend, alles' und δῆμος dēmos ‚Volk') bezeichnet eine „neu, aber zeitlich begrenzt in Erscheinung tretende, weltweite starke Ausbreitung einer Infektionskrankheit mit hohen Erkrankungszahlen und i. d. R. auch mit schweren Krankheitsverläufen."[2] Im Unterschied zur Epidemie ist eine Pandemie örtlich nicht beschränkt,[3]

2.3 Infektion

Eine Infektion oder Ansteckung ist das (passive) Eindringen von Krankheitserregern in einen Organismus, wo sie verbleiben und sich anschließend vermehren, bei Pflanzen spricht man dabei auch von einem Befall. Der rein mechanische Vorgang bei dem Infektionserreger mit dem Wirt in Kontakt kommen, wird als Infizierung bezeichnet.[4] Konkret handelt es sich bei den Krankheitserregern um pathogene Lebewesen (z. B. Bakterien, Pilze, Parasiten) oder um Moleküle (z. B. Viren, Transposons und Prionen), die zum Überleben einen Wirt benötigen.[5] Krankheiten, die durch Ansteckung mit Krankheitserregern (Pathogenen) ausgelöst werden, werden als Infektionskrankheiten bezeichnet.

Das unbeabsichtigte Eindringen von Mikroorganismen, Viren, Viroide und Prionen in ein Nährmedium wird als Kontamination bezeichnet, das absichtliche (aktive) Hineinbringen als Inokulation und das Vorhandensein und Wachstum ohne Virulenz als Besiedlung[4]

Isolation
In stationären Pflegeeinrichtung
Eine räumliche Isolierung liegt vor, wenn der betreffende Bewohner sein Zimmer nicht verlassen darf bzw. wenn er am Verlassen des Zimmers gehindert wird.[6]
Als infektiös geltende Menschen, die in einer Pflegeeinrichtung wohnen, dürfen nur im Ausnahmefall streng isoliert werden, da die Einrichtung – anders als ein Krankenhaus – als Wohn- und Lebensort seiner Bewohner gilt.[6] Insofern schränkt eine solche Maßnahme das Selbstbestimmungsrecht und die Bewegungsfreiheit des Bewohners unangemessen ein. Andererseits ist die Einrichtung gehalten, den Schutz der Mitbewohner weitgehend sicherzustellen.[7]

4

Daher empfiehlt die Kommission für Krankenhaushygiene und Infektionsprävention, detaillierte Vorgehensweisen im Hygieneplan festzulegen, die im Einzelfall situationsabhängig abgewogen werden müssen. Es sollen nur solche Maßnahmen angewandt werden, die „aus hygienischer Sicht bewiesenermaßen oder mit hoher Wahrscheinlichkeit das Übertragungsrisiko reduzieren."[8] So gilt z. B. nach dem vom Niedersächsischen Landesgesundheitsamt herausgegebenen Hygieneplan für stationäre Einrichtungen im Influenza-Infektionsfall, dass „erkrankte Bewohner möglichst zu isolieren", aber „die zu treffenden Maßnahmen mit dem Gesundheitsamt abzustimmen und nicht ohne Zustimmung des Gesundheitsamtes zu veranlassen" sind.[9] Eine davon abweichende Situation besteht aber bei der sogenannten Epidemischen Lage von nationaler Tragweite. Außerdem besteht die Möglichkeit, betroffene Bewohner unter Umständen vom Gemeinschaftsleben auszuschließen, was bedeutet, dass eine Teilnahme an gemeinsamen Mahlzeiten und Gruppenveranstaltungen oder der Zutritt zu frei zugänglichen Räumen verwehrt wird.[6]

3. rechtliche Aspekte

3.1 Heimgesetz
In §11, (1) Abs 9. Heißt es;
(1)Ein Heim darf nur betrieben werden, wenn der Träger und die Leitung ... (Abs 9)einen ausreichenden Schutz der Bewohnerinnen und Bewohner vor Infektionen gewährleisten und sicherstellen, dass von den Beschäftigten die für ihren Aufgabenbereich einschlägigen Anforderungen der Hygiene eingehalten werden,
Daraus kann man die Notwendigkeit des Vorhandenseins eines Konzeptes zur Bewältigung einer Endemie oder Pandemie ableiten.

3.2 Infektionsschutzgesetz
In §1 (2) des Infektionsschutzgesetzes wird explizit auf die Eigenverantwortung der Träger von Gemeinschaftseinrichtungen hingewiesen;
2) Die hierfür notwendige Mitwirkung und Zusammenarbeit von Behörden des Bundes,
 der Länder und der Kommunen, Ärzten, Tierärzten, Krankenhäusern, wissenschaftlichen Einrichtungen sowie sonstigen Beteiligten soll entsprechend dem jeweiligen Stand der medizinischen und epidemiologischen Wissenschaft und Technik gestaltet und unterstützt werden.
Die Eigenverantwortung der Träger und Leiter von Gemeinschaftseinrichtungen, Lebensmittelbetrieben, Gesundheitseinrichtungen sowie des Einzelnen bei der Prävention übertragbarer Krankheiten soll verdeutlicht und gefördert werden.
Auch daraus kann die Notwendigkeit des Vorhandenseins eines Konzeptes zur Bewältigung einer Endemie oder Pandemie abgeleitet werden.

3.3 Arbeitszeitgesetz

§ 14 Außergewöhnliche Fälle

(1) Von den §§ 3 bis 5, 6 Abs. 2, §§ 7, 9 bis 11 darf abgewichen werden bei vorübergehenden Arbeiten in Notfällen und in außergewöhnlichen Fällen, die unabhängig vom Willen der Betroffenen eintreten und deren Folgen nicht auf andere Weise zu beseitigen sind, besonders wenn Rohstoffe oder Lebensmittel zu verderben oder Arbeitsergebnisse zu misslingen drohen.

(2) Von den §§ 3 bis 5, 6 Abs. 2, §§ 7, 11 Abs. 1 bis 3 und § 12 darf ferner abgewichen werden,

1.

wenn eine verhältnismäßig geringe Zahl von Arbeitnehmern vorübergehend mit Arbeiten beschäftigt wird, deren Nichterledigung das Ergebnis der Arbeiten gefährden oder einen unverhältnismäßigen Schaden zur Folge haben würden,

2.

bei Forschung und Lehre, bei unaufschiebbaren Vor- und Abschlussarbeiten sowie bei unaufschiebbaren Arbeiten zur Behandlung, Pflege und Betreuung von Personen oder zur Behandlung und Pflege von Tieren an einzelnen Tagen,

wenn dem Arbeitgeber andere Vorkehrungen nicht zugemutet werden können.

(3) Wird von den Befugnissen nach Absatz 1 oder 2 Gebrauch gemacht, darf die Arbeitszeit 48 Stunden wöchentlich im Durchschnitt von sechs Kalendermonaten oder 24 Wochen nicht überschreiten.

§ 14 (2) des Arbeitszeitgesetzes wird relevant weil der Pandemie-/Epidemieplan die Möglichkeit nach einem Notfalldienstplan zu arbeiten beinhaltet, der ansonsten gegen andere Teile des Arbeitszeitgesetzes verstoßen würde.

4.   Pandemie/Epidemieplan

4.1   Ziel und Zweck

Der Pandemie-/Epidemieplan hat zum Ziel, Bewohner, Besucher, andere Kunden sowie Mitarbeiter und deren Angehörige vor Ansteckung zu schützen und damit Schaden abzuwenden und im Falle einer Pandemie/Epidemie mit einem Minimum an Einschränkungen ein Maximum an Pflege, Betreuung und Behandlung aufrecht zu erhalten.

Außerdem soll im Falle einer Ansteckung eine bestmögliche medizinische und pflegerische Versorgung sichergestellt werden.

Der Pandemieplan gibt Handlungsempfehlungen vor, die offizielle Vorschriften ergänzen sollen. In jeder Phase ist Grundsätzlich allen Maßnahmen der Bundesregierung, der Bezirksregierungen und Gesundheitsämter immer Folge zu leisten.

4.2 Einteilung des Pandemieplans

Der Pandemieplan teilt sich in die 6 folgenden Phasen;

1. Vorbereitungsphase/Implementierungsphase
2. Bereitschaftsphase
3. Verdachtsphase
4. Infektionsphase 1
5. Infektionsphase 2
6. Evaluationsphase

4.3 Vorbereitungsphase/Implementierungsphase

Die Vorbereitungsphase wird so definiert, dass keine aktuelle Gefährdung durch eine Pandemie/Epidemie vorliegt. Sofern bisher kein Pandemie-/Epidemieplan vorhanden war dient diese Phase auch als Implementierungsphase.

In dieser Phase werden ohne Zeitdruck folgende Vorbereitungen getroffen;

Das Festlegen der Verantwortlichkeiten für die folgenden Phasen findet in dieser Phase statt.

Die zu erwartenden Aufgaben, die in den folgenden Phasen bearbeitet werden müssen, werden so verteilt, dass diese von dazu qualifizierten Kräften effektiv erledigt werden können.

Ein gemeinsames Informationsvorgehen wird vereinbart. Kontaktlose Kommunikationskanäle, wie Videokonferenzsysteme sollten dabei im Vordergrund stehen.

Auch kann schon in dieser Phase benannt werden wer Teil deines Krisenstabes sein wird.

Bei der Besetzung des Krisenstabs bietet es sich an diesen zusammenzusetzen aus Mitgliedern der, sofern vorhanden, Hygienekommission, Vertretern der Geschäftsführung und Vertretern des Betriebsrats und Betriebsärzte. Ansprechpartner für Bewohner, Angehörige, Mitarbeiter und Behörden werden festgelegt. Des Weiteren bietet es sich an in dieser Phase alle Vorbereitungen zu treffen, die längere Zeit in Anspruch nehmen können, wie z.B. das Erstellen von einrichtungsspezifischen Formblättern, Arbeitsanweisungen und ggf. Betriebsvereinbarungen, die möglicherweise über längere Zeiträume mit einem Betriebsrat verhandelt werden müssen.

Eine Bedarfsanalyse, der für den Betrieb der Einrichtung kritischen Materialien und die Bevorratung der als kritisch für das Aufrechterhalten der Pflege erachteten Materialien sollte unter Berücksichtigung ökonomischer Aspekte in der Vorbereitungsphase erfolgen.

Bevorratung sollte aber nicht zu Verschwendung führen.

Statt Einkaufen, Einlagern und Entsorgung nach Ablauf der Haltbarkeit sollte eine Bevorratung nach dem Rotationsprinzip erfolgen.

Das Rotationsprinzip:

Produkt A wird in der Menge 1 im Zeitraum von einer Woche verbraucht und hat eine Haltbarkeit von 52 Wochen. Daraus ergibt sich, dass theoretisch das Produkt A in einer Menge von 51 gelagert werden kann, wenn der Verbrauch nicht geringer wird und die immer die Einheiten zuerst aufgebraucht werden die am ältesten sind und somit dem Verfallsdatum am nächsten. So wird sichergestellt, dass immer die maximal mögliche Menge bevorratet wird, ohne dass es zu Verschwendung kommt durch Ablauf des Haltbarkeitsdatums und der daraus folgenden Entsorgung des nicht mehr brauchbaren Produktes.

Das Prinzip kann angewendet werden für alle Verbrauchsgüter.

Typische Verbrauchsgüter, die immer in Einrichtungen der stationären Altenpflege benötigt werden, aber im Falle einer Pandemie/Epidemie verstärkt in größeren Mengen gebraucht werden und deren Verfügbarkeit negativ beeinflusst werden kann und/oder deren Preis steigt sind z.B: Desinfektionsmittel, Seifen und persönliche Schutzausrüstung. Die Pandemie 2020/21 hat aber auch gezeigt, dass es temporär auch bei anderen Produkten, die im Normalfall immer in ausreichender Menge auf dem freien Markt angeboten werden, zu temporären Engpässen kommen kann. Eine Bedarfsanalyse und Bevorratung sollte auch dies berücksichtigen.

Prüfen und Anpassen baulicher Voraussetzungen

Da es unabhängig von der Art der Erreger und deren Übertragungswege wahrscheinlich ist, dass Infizierte von Nicht-Infizierten getrennt werden sollten, sprich eine Isolation erfolgen muss, sollte in dieser Phase geprüft werden ob die baulichen Gegebenheiten der Einrichtung die Isolation von mehreren Infizierten überhaupt ermöglicht. Gegebenenfalls sollten in dieser Phase die evtl. fehlenden Voraussetzungen geschaffen werden.

Isolationsbereiche werden nach Prüfung ihrer Eignung bzw. nachdem die Voraussetzungen dafür geschaffen worden sind als solche festgelegt.

Es bietet sich an Bereiche zu nutzen die ohne großen Aufwand vom Rest der Einrichtung abgetrennt werden können. In besonderem Maße dafür geeignet sind die bereits definierten Brandabschnitte, die in Einrichtungen der stationären Altenpflege gesetzlich vorgeschrieben sind. Wenn die vorhandenen Feuerschutztüren geschlossen (nicht abgeschlossen) werden, können so klar erkennbare Isolationsbereiche errichtet werden.

Die Bewohner, oder deren Angehörige/Betreuer, die in den Zimmern wohnen, die in späteren Phasen als Isolationsbereich benutzt werden, sollten darüber informiert werden, dass es dazu kommen kann, dass sie im Pandemie-/Epidemiefall ihr Zimmer räumen müssen und ggf. abweichend von ihrer bisherigen Unterbringung auch für die Dauer der Krise in andere Zimmer umziehen müssen die evtl. Doppelzimmer sein könnten.

Es bietet sich an, zumindest Hinweise auf diese Regelungen in Heimverträge mit aufzunehmen.

4.4 Bereitschaftsphase

Die Bereitschaftsphase wird so definiert, dass Kenntnisse über eine potentielle Gefährdung durch eine Pandemie/Epidemie vorliegen, es aber in der Einrichtung selbst, d.h. weder bei Bewohnern noch bei Mitarbeitern zu Infektionen gekommen ist.

In der Bereitschaftsphase werden folgende Maßnahmen ergriffen;

Die jetzt vorliegenden Informationen über die Art des Erregers werden vom Krisenstab gesichtet und die allgemeinen Maßnahmen des Pandemieplans werden hinsichtlich der neuen Erkenntnisse über die Übertragungswege, Inkubationszeit, Symptome, Behandlungsmöglichkeiten, Nachweismöglichkeiten und evtl. bereits vorliegender Impfungen abgeändert und aktualisiert um speziell auf die vorliegende Gefahr angepasst reagieren zu können.

Die Pflege beginnt damit die Bewohner speziell auf die bisher bekannten Symptome der Erkrankung hin zu beobachten die der Pandemie/Epidemie zugrunde liegt.

Alle Mitarbeiter beobachten sich selbst, und Personen im privaten Umfeld ebenfalls hinsichtlich der bekannten Symptome.

Sofern Tests vorliegen die eine Erkrankung nachweisen können wird festgelegt nach welchen Kriterien die Tests eingesetzt werden.

Wenn Symptome festgestellt werden bei Bewohnern oder Mitarbeitern oder wenn es zu Kontakten seitens Bewohnern oder Mitarbeitern mit nachweislich Infizierten kommt erfolgt der Wechsel in die Verdachtsphase.

In den als Isolationsbereichen geplanten Teilen der Einrichtung werden alle Vorkehrungen getroffen, um diese bei Bedarf möglichst zeitnah in Betrieb nehmen zu können.

Risikobewertung

Speziell gefährdete Gruppen werden identifiziert anhand der vorliegenden Informationen. Unabhängig von der Art des Erregers ist davon auszugehen, dass vor allem die Bewohner von stationären Pflegeeinrichtungen in besonderem Maße gefährdet sind aufgrund ihres im Durchschnitt fortgeschrittenen Alters, einer im Durchschnitt höheren Anzahl von Vorerkrankungen und auch der Tatsache wegen, dass Bewohner einer stationären Pflegeeinrichtung durch ihre Abhängigkeit von Hilfe engen körperlichen Kontakt mit Anderen nicht vermeiden und auch nur schwerer reduzieren können als der Durchschnitt der Bevölkerung.

Es kann ebenfalls davon ausgegangen werden, dass auch Pflegekräfte durch ihren gesteigerten und nicht ohne Weiteres reduzierbaren engen Kontakt zu anderen Menschen einem höheren Risiko ausgesetzt sind als der Durchschnitt der Bevölkerung.

Ein erster Entwurf einer Gefährdungsbeurteilung sollte jetzt anhand der vorliegenden Erkenntnisse erfolgen durch die zuständige Arbeitssicherheitsfachkraft. Diese Gefährdungsbeurteilung muss aktuell gehalten werden, d.h. Muss ständig aktualisiert werden, sobald sich die Faktenlage ändert und neue relevante Informationen verfügbar sind.

Personalschutzmaßnahmen

Es werden Notfalldienstpläne für die Versorgung Infizierter oder Verdachtsfälle in der Verdachtsphase und der Infektionsphase 1 erstellt, die berücksichtigen, dass nach Möglichkeit nur Personen die Pflege und Versorgung übernehmen, bei denen die Wahrscheinlichkeit einer Übertragung in familiäre Bezüge reduziert ist und die nicht selbst zu einer in besonderem Maße gefährdeten Personengruppe zählen.

Notfalldienstpläne

Es kommt in dieser Phase noch zu keinen Anpassungen der Dienstpläne. Die bisher geplanten Dienste werden nicht verändert. Gegebenenfalls werden die Dienstpläne einzelner Mitarbeiter, die in der Vorbereitungsphase für zusätzliche Aufgaben ausgewählt wurden geändert um diese für ihre neuen Aufgaben freizustellen.

Es werden aber in dieser Phase, für die Infektionsphase 1 und 2 Notfalldienstpläne erstellt, die berücksichtigen, dass es zu zahlreichen personellen Ausfällen kommen kann.

Ziel der Notfalldienstpläne ist es, die notwendigsten pflegerischen Abläufe auch bei einem hohen Personalausfall sicherzustellen. Dies kann erreicht werden durch eine Umstellung von einem 3-Schicht Modell zu einem 2 Schicht Modell in Infektionsphase 2 in der, neben den Infektionen bei Bewohnern auch die meisten personellen Ausfälle zu erwarten sind.

Dies setzt eine Verlängerung der täglichen Arbeitszeit bis zu 12 Stunden voraus und ist nur in außergewöhnlichen Fällen zulässig. Dazu ist unbedingt das Arbeitszeitgesetz §14 zu beachten, da eine Verlängerung der Arbeitszeit auf über 10 Stunden ausschließlich in den dort beschriebenen außergewöhnlichen Fällen zulässig ist und auch dann nur zulässig, wenn den in §14 (3) beschrieben Voraussetzungen entspricht.

Ebenfalls sind Modelle denkbar bei denen Pflegekräfte die Arbeitszeit auf bestimmte Stoßzeiten verteilen, umgangssprachlich auch Zwischendienste genannt.

Egal wie genau ein Notfalldienstplan gestaltet wird gilt es folgendes zu beachten;

Die Akzeptanz durch die Mitarbeiter steigt, wenn diese in die Entwicklung der Pläne eingebunden werden.

Die Notfalldienstpläne sind ein letzter Ausweg, auf den nur zurückgegriffen werden sollte wenn alle anderen Möglichkeiten ausgeschöpft wurden und ansonsten die Gefahr besteht, dass absolut notwendige pflegerische Abläufe aufgrund von Personalmangel nicht mehr durchgeführt werden können, denn Notfalldienstpläne sind immer ein gravierender Einschnitt in die Lebensrealität der Bewohner und Mitarbeiter.

Sofern sich für ein 12 Stunden Schichtmodell entschieden werden sollte, sollten Maßnahmen ergriffen werden, um die Mitarbeiter auch bei der Erledigung von eigentlich privaten Angelegenheiten zu unterstützen, um die hohe Belastung der Mitarbeiter zumindest etwas zu reduzieren. Kreative Lösungen können hier einen großen Effekt haben auf die Motivation der Mitarbeiter. Mitarbeiter, die nach einer 12-Stunden-Schicht zum Beispiel nicht mehr einkaufen gehen müssen, weil von der Einrichtung aus ein Einkaufsdienst organisiert wurde, sind wohlmöglich belastbarer und motivierter bei der Sache.

Notfalldienstpläne sind nicht für sich allein dazu geeignet die unverzichtbaren Abläufe in stationären Einrichtungen der Altenpflege aufrecht zu erhalten.

Notfalldienstpläne können nur effektiv eingesetzt werden in Verbindung mit klaren und unmissverständlichen Prioritätenlisten für die Pflege.

Die Prioritätenlisten beinhalten eine nach Notwendigkeit gestaffelte Auflistung der pflegerischen Maßnahmen und legen fest in welcher Phase oder bei welcher verfügbaren Personalstärke welche pflegerischen Maßnahmen um welchen Faktor in Frequenz und Umfang reduziert werden können oder gestrichen werden können. Pflegerische Maßnahmen auf deren Durchführung auf keinen Fall verzichtet werden können werden klar benannt.

Von höchster Wichtigkeit ist hier die Verhältnismäßigkeit. Werden notwendige pflegerische Maßnahmen gekürzt kann diese Kürzung selbst eine größere Gefahr für die Bewohner darstellen als von dem Erreger der für die Pandemie-/Epidemie verantwortlich ist ausgeht.

Auch diese Listen sollten möglichst unter Mitwirkung der Mitarbeiter erstellt werden da dies die Akzeptanz erhöht und die Mitarbeiter, die in der direkten Pflege tätig sind oft am Besten einschätzen können welche Maßnahmen überhaupt sinnvoll eingeschränkt werden können, ohne dass sich daraus Folgen ergeben, die effektiv zu einem höheren Arbeitsaufwand führen.

Ein Beispiel aus der Praxis;

In einer fiktiven stationären Einrichtung der Altenpflege wird jeden Tag um 15:00 -16:00 eine Kaffeemahlzeit serviert. Die Einrichtung hat eine Kapazität von 130 Betten. Die Einrichtung besteht aus vier gleich großen Wohnbereichen und ca. 100 der Bewohner erhalten tatsächlich eine Kaffeemahlzeit. Die restlichen Bewohner lehnen dies entweder ab oder werden parenteral ernährt.

Um 14:45 beginnt die Spätschicht für Pflegehelfer, die somit nach einer Übergabe durch die anwesende Fachkraft die erste Stunde damit beschäftigt sind auf ihrem Wohnbereich die Kaffeemahlzeit zu servieren.

Bei Erstellung einer Prioritätenliste legt die Einrichtungsleitung fest, dass die Kaffeemahlzeit ab der Verdachtsphase nicht mehr stattfinden soll, um so einerseits auf jedem Wohnbereich eine Stunde Arbeitszeit eines Pflegehelfers frei zu machen für andere Aufgaben und/oder die Kompensierung erster Ausfälle.

Als dies umgesetzt wird, steigt aber das Arbeitsaufkommen auf den Wohnbereichen in dieser Zeit stark an, weil die Bewohner auf ihre Kaffeemahlzeit bestehen und die Pflegekräfte jetzt mehr damit zu tun haben den Bewohnern die Regelung zu erklären und Beschwerden von Bewohnern und Angehörigen entgegenzunehmen, als es Arbeitsaufwand gekostet hätte weiterhin die Kaffeemahlzeit zu servieren.

Vor allem bei den pflegerischen Prophylaxen gibt es kaum Potential um Kürzungen vorzunehmen, da dann immer damit zu rechnen ist das das jeweilige durch die Prophylaxe reduzierte Risiko so weit steigt dass es zu den zu vermeidenen Folgen kommt, die eigentlich immer zu einem erheblichen Mehraufwand an Arbeitszeit führen.

Ausgangslage in diesem Beispiel ist eine Einrichtung der stationären Altenpflege mit ca. 130 Plätzen die auf 4 Etagen/Wohnbereichen verteilt ist.

In der Vorbereitungsphase wird in diesem Beispiel nach einem normalen 3- Schicht Modell gearbeitet. In jeder Schicht, außer der Nachtschicht ist auf jeder Etage ein Pflegefachkraft, die von Pflegehilfskräften unterstütz wird.

Ab der Verdachtsphase und bis in die Infektionsphase 1 stehen auch in den Tagesschichten nicht mehr ausreichend Fachkräfte für jeden Wohnbereich zur Verfügung und ein Wohnbereich wird in einer Schicht durch eine Fachkraft einer anderen Etage unterstützt.

Ab der Infektionsphase 2 wird auf das 12 Stunden 2 Schicht Modell umgestellt weil ansonsten durch die Ausfälle mehrere Schichten auf mehreren Wohnbereichen ohne Fachkraft wären. So sind insgesamt nur in zwei Schichten auf zwei Wohnbereichen keine Fachkräfte im Dienst.

Nr.	Wohnbereich/ Dienste	Phasen nach Pandemieplan					
		Besetzung in der Vorbereitungsphase/ Bereitschaftsphase/ Evaluationsphase 3-Schichten		Besetzung in der Verdachtsphase/Infektionsphase 1 3-Schichten		Besetzung in der Infektionsphase 2 2-Schichten (12h)	
1.	WB-1	Insgesamt MA	Davon PFK	Insgesamt MA	Davon PFK	Insgesamt MA	Davon PFK
	Frühdienst	3 MA	1 PFK	3 MA	1 PFK	3 MA	1 PFK
	Spätdienst	3 MA	1 PFK	2 MA	0 PFK	2MA	1 PFK
	Nachtdienst	1 MA	1 PFK	1 MA	1 PFK		
	Summe	7 MA	3 PFK	6 MA	2 PFK	5 MA	2PFK
2.	WB-2						
	Frühdienst	3 MA	1 PFK	3 MA	1 PFK	3 MA	1 PFK
	Spätdienst	3 MA	1 PFK	2 MA	1 PFK	2 MA	0 PFK
	Nachtdienst	1 MA	0 PFK	1 MA	0 PFK		
	Summe	7 MA	2 PFK	6 MA	2 PFK	5 MA	1 PFK
3	WB-3						
	Frühdienst	3 MA	1PFK	3 MA	1 PFK	3 MA	1 PFK
	Spätdienst	3 MA	1 PFK	2 MA	1 PFK	2 MA	1 PFK
	Nachtdienst	1 MA	1 PFK	1 MA	0 PFK		
	Summe	7 MA	3 PFK	6 MA	2 PFK	5 MA	2PFK
4.	WB-4						
	Frühdienst	3 MA	1 PFK	3 MA	1 PFK	3 MA	1 PFK
	Spätdienst	3 MA	1 PFK	2 MA	1 PFK	2 MA	0 PFK
	Nachtdienst	1 MA	0 PFK	1 MA	0 PFK		
	Summe	7 MA	2 PFK	6 MA	2 PFK	5 MA	1 PFK
	Insgesamt in der Einrichtung	28 MA	10 PFK	24 MA	8 PFK	20 MA	6 PFK

Prüfen und Anpassen der Vorräte von relevanten Verbrauchsgütern, Hilfsmitteln und Utensilien
Es wird sichergestellt, dass tatsächlich eine ausreichende Bevorratung von Utensilien wie
Abfallsammlern, BZ- und RR-Messgeräten, Wäsche, Fieberthermometern, Schutzbrillen sowie
Verbrauchsmaterial wie Mund-Nasen-Schutz unterschiedlicher Qualität, Schutzkittel,
Schutzhandschuhen, festen Müllbeuteln, Desinfektionsmittel, die im Falle der Isolierung eines oder
mehrerer Bewohner erforderlich sind, erfolgt ist, wie es in der Vorbereitungsphase bereits hätte
geschehen sollen. Gegebenenfalls werden die Vorräte jetzt aufgestockt, um den zu erwartenden
gesteigerten Bedarf zu decken.
Es sollten Möglichkeiten für Gesprächsbedarfe für überlastete Mitarbeiter angeboten bzw.
geschaffen werden.

Schulung und Information der Mitarbeiter
Über interne Anweisungen oder Schulungen werden allgemeine und die Pandemie/Epidemie
spezifische Hygienemaßnahmen und die allgemeinen und Pandemie/Epidemie spezifische
Schutzmaßnahmen und Umgangsempfehlungen durch zuvor als Verantwortliche festgelegte
Führungskräfte oder andere dazu qualifizierte Mitarbeiter nachweislich geschulte Mitarbeiter
werden seitens der Einrichtungen über allgemeine und über einrichtungsbezogene
Schutzvorkehrungen und die Verantwortlichen/Ansprechpartner unterrichtet.

Bewohner/Angehörige/Betreuer
Angehörige und andere Besucher werden umfassend über den Stand der Maßnahmen und ihre
Pflichten beim Aufenthalt im Haus schriftlich informiert. Die Bewohner werden ebenfalls
informiert. Angehörige werden sensibilisiert die Besuche einzuschränken bzw. dass die Besuche
nur unter bestimmten Auflagen erfolgen können.
Zentral erstellte Anschreiben werden an alle Angehörigen/gesetzlichen Betreuer versendet.
Neue Kommunikationswege eruieren, um auch bei den eingeschränkten Besuchsmöglichkeiten den
Kontakt der Bewohner zu ihren Angehörigen zu ermöglichen. z.B. können Tablets besorgen
werden für Videogespräche mit Angehörigen. Bewohner und gegebenenfalls Bewohnerbeiräte
werden über vorbereitende Schutzmaßnahmen so umfassend wie möglich unterrichtet.
Ein Besuchskonzept das aktuelle Erkenntnisse berücksichtigt wird, von zuvor festgelegten
Verantwortlichen entwickelt und möglichst zeitnah umgesetzt.

Beim Erstellen eines Besuchskonzeptes sollten folgende Aspekte beachtet werden;
Jeder Bewohner sollte nach Möglichkeit täglich Besuch erhalten können. Die Einschränkung von
Besuchen stellt einen erheblichen Eingriff in das Leben der Bewohner und Angehörigen dar und
dürfen nicht leichtfertig ausgesprochen werden.
Freiwilligkeit sollte Basis für das Besuchskonzept sein, da es sinnvoller ist ein Konzept
durchzusetzen, dass eventuell zwar nicht das Maximum an Schutz gewährleistet das Möglich wäre,
dafür aber auf Zustimmung bei den Angehörigen trifft. Denn ein Konzept wird immer auf die

Mitwirkung der Angehörigen angewiesen sein, weil ansonsten ein erheblicher Mehraufwand durch Kontrolle der Maßnahmen entsteht der üblicherweise in einer Krise nicht zu leisten ist.

Alle Angehörigen müssen vorab über die zukünftigen Maßnahmen informiert werden, hierzu bietet sich an einen einheitlichen Serienbrief auf den Weg zu bringen.

In diesem einheitlichen Serienbrief und/oder Anrufen wird zudem um Terminvereinbarung gebeten, sowie um Einhaltung der empfohlenen Hygieneschutzmaßnahmen bei Besuchen.

Terminvereinbarungen sind ein geeignetes Mittel um Nachverfolgbarkeit zu gewährleiten.

Jeder Besuch muss registriert und einem Kurzscreening unterzogen werden. Art des Screenings richtet sich nach den bisher bekannten Symptomen.

Sofern Schnelltests zur Verfügung stehen und diese vor Ort durchgeführt werden können werden diese durchgeführt.

Auf eine strikte Vermeidung von Besuchen durch infizierte Personen und Kontaktpersonen und Personen mit entsprechenden Symptomen ist hinzuweisen.

In absoluten Ausnahmefällen, wie wenn sich ein Bewohner in der Sterbephase befindet, sollte unter Einhaltung der Hygienemaßnahmen davon abgewichen werden, um den Bewohner und die Angehörigen in dieser persönlichen Krise nicht übermäßig zu belasten, auch wenn das wiederum dazu führt, dass der Bewohner in der Einrichtung als Verdachtsfall geführt wird und isoliert wird.

Da Bewohner, die sich in der Sterbephase befinden in der Regel nicht in der Einrichtung mobil sind wäre die Isolation wahrscheinlich weniger belastend als nicht stattfindende Besuche von Angehörigen.

Abhängig vom Besucherandrang, Dringlichkeit und gegebenenfalls der Wartezeiten und Kapazitäten für Testungen, werden die Termine einrichtungsspezifisch vergeben und geplant.

Eine Einschränkung der Besuchszeit sollte nicht ohne triftigen Grund vorgenommen werden.

Die Angehörigen werden angehalten pünktlich zum Termin zu erscheinen, damit es im weiteren Planungsverlauf nicht zu Verzögerungen kommt.

Von Besuchen, die nicht vereinbart sind, sollte Abstand genommen werden.

Ein Terminplan sollte erstellt werden und allen Beteiligten zur Verfügung gestellt werden.

Die Pflegekräfte sollten unbedingt wissen wann Besuch bei welchen Bewohnern zu erwarten ist damit die möglicherweise bereits an die Krise angepasste Tagesplanung nicht kurzfristig umgeplant werden muss.

Ein Besuch könnte wie folgt ablaufen;

•Die Besucher melden sich, gemäß des vereinbarten Termins an der Rezeption oder auf dem entsprechenden Wohnbereich

•Jeder Besucher registriert sich in einer „Besucherliste" bei der Rezeption oder bei dem Mitarbeiter, der den Besuch in Empfang nimmt.

•Der Besucher wird in die Hygieneschutzmaßnahmen eingewiesen und ein Kurzscreening wird durchgeführt.

•Bei Symptomen, die auf die entsprechende Erkrankung hinweisen wird kein Einlass in die Einrichtung gewährt bzw. davon abgeraten, abhängig davon welche rechtsverbindlichen Vorgaben durch den Gesetzgeber zu dem Zeitpunkt gültig sind.

•Besteht ein Besucher, bei dem der Verdacht auf eine Infektion besteht auf den Besuch kann, statt Zugang auf dem Wohnbereich zu gewähren, der Besuch in einem gesonderten Besuchsbereich, unter Bedingungen stattfinden, die geeignet sind, die bekannten Infektionswege zu unterbrechen.

•Ist der Besucher symptomfrei kann der Besucher den Besuch unter Einhaltung der Hygieneregeln, die gegebenenfalls das Tragen persönliche Schutzausrüstung beinhalten fortsetzen.

•Der Besucher geht auf dem direkten Weg in das Bewohnerzimmer oder gegebenenfalls in einen gesonderten Bereich.

•Nach Ende der Besuchszeit verlässt der Besucher die Einrichtung auf direktem Wege durch den Eingang und wirft dort die gegebenenfalls benutzte Schutzausrüstung ab.

Die Ein- und Ausgänge werden soweit möglich geschlossen und Räumlichkeiten für die geplanten Kurzscreenings oder Tests werden entsprechend vorbereitet und eingerichtet.

Gemeinschaftsräume werden vorübergehend geschlossen.

Sämtliche wohnbereichsübergreifenden Gemeinschaftsveranstaltungen und/oder Besuche externer Gemeinschaftsveranstaltungen werden abgesagt.

Auf den Wohnbereichen finden weiterhin Gruppenangebote statt und nach Möglichkeit werden die abgesagten Gemeinschaftsveranstaltungen in kleineren Versionen auf den einzelnen Wohnbereichen veranstaltet. So wird einerseits einer unkontrollierten Ausbreitung entgegengewirkt, andererseits wird das Leben in der Gemeinschaft nicht übermäßig weit heruntergefahren.

In dieser Phase ist vor allem der soziale Dienst gefordert einen Ausgleich für die weggefallenden Angebote und Veranstaltungen anzubieten.

Alle nicht unbedingt zur Aufrechterhaltung der Versorgung der Bewohner notwendigen Sitzungen werden abgesagt oder werden über die in der Vorbereitungsphase ermittelten alternativen kontaktlosen Kommunikationskanäle abgehalten.

Wenn möglich sollte kein kurzfristiger Wechsel von Pflegepersonal/Hauswirtschaftskräften zwischen den Wohnbereichen geschehen, um unerkannte Verbreitung der Infektion vor dem Auftreten der ersten Symptome zu vermeiden.

Ständig sollte eine Nachtwache je Wohnbereich eingesetzt werden, um unerkannte Verbreitung der Infektion vor dem Auftreten der ersten Symptome zu vermeiden.

Die einzige Ausnahme bildet die Pflegefachkraft, die aber nur für Tätigkeiten, die nicht an Pflegehelfer delegiert werden können, stationsübergreifend arbeiten sollte.

Idealerweise werden diese stationsübergreifenden Kontakte dokumentiert, um eine Nachverfolgbarkeit zu ermöglichen.

Wenn möglich sollte das Pflegepersonal fest den Bewohnern einzelner Wohngruppen auf den Wohnbereichen zugeordnet werden und möglichst wenig wechseln.

Beispielsweise wäre Helfer A bis auf weiteres immer nur für Gruppe A zuständig, wenn dieser im Dienst ist und wechselt die Gruppe nicht.

Wenn möglich sollte der Einsatz von Springern komplett vermieden werden.

Wenn Leiharbeit eingesetzt werden soll oder muss, was in späteren Phasen je nach Ausfallquote des Personals wahrscheinlich ist, sollten diese für einen längeren Einsatz gebucht werden, um Arbeitsspitzen aufzufangen und um eine Ansteckung aus anderen Einrichtungen oder eine Verbreitung in andere Einrichtungen zu vermeiden.

Vor dem Einsatz müssen diese Leiharbeitnehmer in die einrichtungsspezifischen Hygienemaßnahmen eingewiesen werden.

Leiharbeiter sollten nach Möglichkeit so gebucht werden, dass sie nicht auch in anderen Einrichtungen arbeiten, solange sie von einer Einrichtung gebucht wurden. Dafür ist es nötig mit den Leiharbeitsfirmen auszumachen das die gebuchten Mitarbeiter für den gebuchten Zeitraum exklusiv nur der eigenen Einrichtung zur Verfügung stehen, da ansonsten ein Übertragungsweg zwischen stationären Einrichtungen entsteht der zwei oder mehrere, normalerweise voneinander getrennte Gruppen von wahrscheinlich in besonderem Maße gefährdeten Personen miteinander verbindet.

Freiwilligkeit unter den Mitarbeitern erfragen, insbesondere für die Isolierbereiche/die Versorgung Infizierter.

Wenn es keine Freiwilligen geben sollte, werden die Dienste durch die Einrichtungen selbst vorgegeben.

Alle Mitarbeiter sind über die möglicherweise notwendigen Maßnahmen der weiteren Phasen zu informieren.

Neuaufnahmen in die Einrichtung werden über die bekannte Inkubationszeit isoliert. Falls Tests verfügbar sind können diese zum Ausschluss einer Infektion genutzt werden.

Gruppenangebote finden nicht

4.5 Verdachtsphase

Die Verdachtsphase wird so definiert, dass es in der Einrichtung, bei Bewohnern oder bei Mitarbeitern sich entweder Symptome gezeigt haben, die auf eine Infektion hinweisen könnten, es aber noch keine Bestätigung durch Tests oder ärztliche Diagnosen gibt.

Oder es durch Bewohner oder Mitarbeiter Kontakte gegeben hat zu Personen, bei denen eine Infektion nachgewiesen wurde.

In dieser Phase werden die folgenden Maßnahmen ergriffen;

Möglichst zeitnah sind Tests vorzunehmen, um die Verdachtsfälle zu verifizieren oder eine Diagnose durch einen Arzt ist anzufordern.

Die Verdachtsphase ist so idealerweise eine besonders kurze Phase.

Es wird nach dem üblichen Dienstplan gearbeitet. Prioritätslisten kommen jetzt noch nicht zur Geltung, es sei denn die Anzahl der Mitarbeiter und Bewohner die Symptome zeigen ist von Anfang an so hoch, dass davon auszugehen ist, dass bei Bestätigung der Verdachtsfälle ein direkter Phasenwechsel in die Infektionsphase 2 zu erwarten ist.

Die in den vorherigen Phasen ergriffenen Phasen behalten ihre Gültigkeit.

Verdachtsfälle und Personen, die in Kontakt waren mit nachweislich Infizierten werden isoliert und erkrankungsspezifische Vorsorge wird ergriffen.

Mitarbeiter, die Kontakt zu Verdachtsfällen hatten, werden ausschließlich bei eben diesen eingesetzt, bis ein negativer Test vorliegt bei dem Mitarbeiter oder dem Verdachtsfall. Oder die bekannte Inkubationszeit ohne Auftreten von Symptomen verstrichen ist.

Die Versorgung der Verdachtsfälle unter den Bewohnern erfolgt außerdem durch die in der vorherigen Phase ermittelten Freiwilligen.

Mitarbeiter die Symptome zeigen werden von der Arbeit freigestellt bis entweder ein Test eine Infektion nachweislich ausschließt oder bis die bekannte Inkubationszeit versreicht ohne dass sich Symptome zeigen.

Die Bewohner nehmen die Mahlzeiten in festen Kleingruppen zu sich oder allein im Zimmer.

Gruppenangebote finden nur in Kleingruppen unter Beachtung der spezifischen Hygieneregeln statt.

4.6   Infektionsphase 1

Die Infektionsphase 1 wird so definiert, dass es nachweislich zu Infektionen bei einzelnen Mitarbeitern oder Bewohnern gekommen ist, diese Fälle sich aber auf nicht mehr als einen Bereich (z.B. Wohngruppe oder Etage) beschränken.

In dieser Phase werden folgende Maßnahmen ergriffen;

Die Maßnahmen der vorherigen Phasen behalten ihre Gültigkeit sofern neue Maßnahmen dem nicht widersprechen.

Infizierte Mitarbeiter werden von der Arbeit freigestellt.

Infizierte Bewohner werden isoliert und nach den aktuellen Erkenntnissen über die vorliegende Erkrankung versorgt in den zuvor dafür geschaffenen Isolationsbereichen.

Der betroffene Wohnbereich wird vom Rest der Einrichtung möglichst isoliert und alle Bewohner und Mitarbeiter auf dem Wohnbereich sind angehalten die anderen Wohnbereiche der Einrichtung nicht zu betreten.

Eventuell vorhandene Gemeinschaftsumkleiden, Pausenräume und ähnliches sollten nicht mehr von den Mitarbeitern des betroffenen Wohnbereichs benutzt werden.

Sollten personelle Ausfälle es notwendig machen, dass Pflegepersonal von anderen Wohnbereichen auf dem betroffenen Wohnbereich aushelfen muss, um die Versorgung sicherzustellen, dann werden diese Mitarbeiter vorerst dauerhaft auf den betroffenen Wohnbereich versetzt.

Die Mitarbeiter des betroffenen Wohnbereichs werden verstärkt begleitet durch Vorgesetzte und gegebenenfalls Hygienebeauftragte. Dies sollte in seiner Natur nicht eine Kontrolle, sondern zusätzliche Unterstützung darstellen, da Fehler in dieser Phase leicht zu einer unkontrollierten Ausbreitung und damit zu dem Wechseln in Infektionsphase 2 führen können.

4.7 Infektionsphase 2

Die Infektionsphase 2 ist so definiert, dass es zu mehreren bestätigten Infektionen gekommen ist, die sich nicht auf einzelne Bereiche beschränken, sondern sich auf mehr als die Hälfte der Bereiche in einer Einrichtung ausgebreitet haben.

In dieser Phase muss von einer unkontrollierten Ausbreitung in der ganzen Einrichtung ausgegangen werden. In dieser Phase werden folgende Maßnahmen ergriffen;

Die Maßnahmen und Verhaltensweisen aus vorangegangen Stufen besitzen weiter ihre Gültigkeit, es sei denn neue Maßnahmen widersprechen diesen.

Wenn davon ausgegangen wird, dass die Infektion sich bereits in der Einrichtung unkontrolliert verteilt hat und die Ausfälle unter dem Pflegepersonal es nötig machen werden auf allen Wohnbereichen die Notfalldienstpläne eingesetzt, sofern die dafür notwendigen Voraussetzungen erfüllt sind.

Gegebenenfalls sollten Mitarbeiter die eventuell durch ihr Alter oder andere Faktoren selbst zu einer besonders gefährdeten Personengruppe zählen, nicht im direkten Kontakt zu den Bewohnern eingesetzt werden, sondern im Hintergrund arbeiten.

Diese sollten stattdessen Tabletten stellen, telefonischen Kontakt zu Ärzten/Externen halten, in der Zentralküche mitwirken oder andere Aufgaben erhalten bei denen die Gefahr sich zu infizieren geringer ist als in der direkten Pflege.

Um die Pflegekräfte zusätzlich zu entlasten können Arbeiten, die sonst vom Pflegepersonal erledigt wurden an andere Berufsgruppen delegiert werden.

Das komplette Bestellwesen könnte auch an die Verwaltung übergeben werden, oder telefonisch Termine koordinieren mit Ärzten, Apotheke, Sanitätshäuser und anderen Externen.

Personal aus anderen Bereichen kann unterstützend in der Pflege eingesetzt werden. Zum Beispiel sozialer Dienst und andere Präsenzkräfte können demente Bewohner verstärkt begleiten, weil diese nicht in der Lage sind von sich aus den Hygieneregeln zu folgen und generell in einer solchen Phase einen erwartbaren höheren Bedarf an Betreuung haben da es bereits zu erheblichen Veränderungen im gewohnten Tagesablauf gekommen sein kann, auf die grade Bewohner mit einer dementiellen Erkrankung besonders empfindlich reagieren.

Start und Ende der Schichten können und sollten nach den ersten Erfahrungen und daraus gewonnenen Erkenntnissen angepasst werden um eventuelle Spitzen im Arbeitsaufkommen abzufedern.

4.8 Evaluationsphase

Die Evaluationsphase wird so definiert, dass keine Gefahr mehr durch eine Epidemie/Pandemie vorliegt. In dieser Phase wird der Verlauf der Pandemie/Epidemie bzw. der Umgang mit dieser in der Einrichtung kritisch hinterfragt. Verbesserungspotentiale werden ermittelt und die Planungen werden entsprechend angepasst.

Infektionsstatistiken und visualisierte Darstellungen des Infektionsgeschehens in seiner zeitlichen und räumlichen Ausbreitung in der Einrichtung dienen dazu Infektionswege zu identifizieren und in zukünftigen Planungen zu berücksichtigen.

Die Änderungen, die durch den Einsatz von Notfalldienstplänen und den damit verbundenen Prioritisierungen werden voraussichtlich zu Unmut bei Angehörigen und/oder Bewohnern geführt haben. Ebenso ist es denkbar, dass sich Angehörige und/oder Bewohner grundsätzlich über die Art wie mit der Krise umgegangen wurde beschweren. Hier kann ein Beschwerdemanagement helfen Fehler in der Planung und/oder Ausführung des Pandemie-/Epidemieplans zu identifizieren.

Nicht außer Acht, darf man die Stimmung unter den Mitarbeitern lassen.

Ist die Krise erst einmal überstanden, sollte eine systematische Mitarbeiterbefragung stattfinden, in der allen Mitarbeitern die Möglichkeit gegeben wird Kritik und/oder Verbesserungsvorschläge zu äußern und eine Einschätzung abzugeben wie hoch der Belastungsgrad in welcher Phase der Krise gewesen ist.

Um eine aussagekräftige abschließende Beurteilung treffen zu können über die Bewältigung der Krise empfiehlt es sich den Pandemieplan und die Ausführung als einen Prozess zu definieren und eine definierte Methode zur Prozessbeurteilung anzuwenden.

Eine Möglichkeit dazu ist der folgende Fragebogen mit dem Daten erfasst und danach entweder mit definierten Zielen, den Ergebnissen anderer Einrichtungen oder Ergebnissen aus der Vergangenheit verglichen werden können.

Zeit	
Gesamtzeit von Phase 2 bis 6	
Zeitspanne Umsetzung Phasenwechsel	
Zeitspanne Umsetzung externe Vorgaben	
Kosten	
Aufgewendete Ressourcen	
Mehrkosten durch Isolationsmaßnahmen	
Kosten Ausfall Mitarbeiter	
Kosten Zeitarbeit	
Qualität	
Ablauffehler	
Anzahl Infektionen Mitarbeiter	
Anzahl Infektionen Bewohner	
Anzahl Beschwerden Bewohner/Angehörige	
Anzahl Beschwerden Mitarbeiter/Betriebsrat	
Anzahl Beschwerden Behörden	
Kapazität	
Personelle Engpässe (Dauer)	
Bettenauslastung im Durchschnitt (Prozent)	

Für welche Methode sich auch entschieden werden sollte, am Ende sollte ein Maßnahmenplan stehen anhand dessen der Pandemieplan aktualisiert wird.

Abschließend geht die Evaluationsphase über in die Vorbereitungsphase/Impementierungsphase in der die Neuerungen umgesetzt werden.

In jeder Phase sollten alle Beteiligten möglichst transparent und zeitnah über den aktuellen Stand der Maßnahmen, geplanten Maßnahmen, Änderungen und auch Fehler informiert werden. Die Covid-19 Pandemie hat gezeigt, dass sich Gerüchte und Fehlinformationen teilweise schneller und effektiver verbreiten als Fakten. Gerade bei neuen und wenig bekannten Erregern ist die Faktenlage oft so dünn, dass Fragen offen bleiben und/oder Erkenntnisse sich ändern, was zu Unsicherheiten führen kann, was wiederum anfällig macht für Verschwörungserzählungen, Gerüchten und Fehlinformationen. Pflegekräfte werden vermutlich zu irgendeinem Zeitpunkt mit Angehörigen oder Bewohnern konfrontiert, deren Handeln von solchen Fehlinformationen und/oder Ängsten beeinflusst wird. Deshalb sollten Pflegekräfte nicht nur selbst stets mit aktuellsten Erkenntnissen versorgt werden, sondern auch darin geschult werden wie mit Personen umzugehen ist die eventuell nicht mehr durch rationale Argumente erreichbar sind.

Tatsächlich sind Pflegekräfte zwar aufgrund ihrer im Durchschnitt umfangreicheren Vorkenntnisse über Medizin und Hygiene wahrscheinlich weniger anfällig für Gerüchte und realitätsferne Ängste zu dem Thema Infektionserkrankungen, aber eben nicht völlig immun.

Vorgesetzte sollten im Vorfeld eine Strategie festlegen wie damit umgegangen werden sollte wenn dies passiert.

Alle Änderungen an bereits in Kraft getretenen Dienstplänen sind ohne Zustimmung des betreffenden Mitarbeiters unzulässig, weil der Arbeitgeber sein Delegationsrecht bereits ausgeübt hat. Dies ist auch der Fall, wenn es zu Ausfällen in einer Endemie/Pandemie kommt. Ein Gesundheitszustand der Pflegekräfte zur Arbeit zwingt, ist zwar eine mittlerweile eine theoretische Möglichkeit, die bereits von diversen Politikern gefordert wurde, es ist aber höchst zweifelhaft, dass im Zuge eines solchen Gesundheitsnotstands der Arbeitgeber einfach die pauschale Verfügungsgewalt über seine Mitarbeiter erhält, sofern entsprechende Gesetzte jemals erlassen werden sollten.

Aus diesen Gründen sind Notfalldienstpläne nicht umsetzbar, wenn die Mitarbeiter dem nicht freiwillig zustimmen. Selbst bei Zustimmung durch die meisten Mitarbeiter können Mitarbeitervertretungen, Betriebsräte oder Gewerkschaften gegen die Umsetzung solcher Notfalldienstpläne mit rechtlichen Mitteln vorgehen. Deshalb ist eine Einbindung dieser Gruppen bzw. den, in der Einrichtung entsprechenden Vertretern dieser Gruppen, in die Entwicklung des Endemie-/Pandemieplans von großer Wichtigkeit um Blockaden von vornerein zu verhinden. Falls Zweifel daran bestehen, dass bei den Mitarbeitern der notwendige Rückhalt fehlt für die Umsetzung von Notfalldienstplänen, dann sollten diese nicht in Betracht gezogen werden. Die an sich schon in erheblichem Maße und in zahlreichen Punkten nicht dem Arbeitszeitgesetzes entsprechenden Notfalldienstpläne machen nur dann Sinn, wenn sie schnell, ohne lange Vorlaufzeit umgesetzt werden, was wie erwähnt im Prinzip nicht zulässig ist sofern die Arbeitnehmer nicht mit einer kurzfristigen Änderung einverstanden sind.

5.Möglichkeiten der Implementierung

Die folgenden Methoden zur Implementierung eines solchen Epidemie-/Pandemieplans halte ich für geeignet und sinnvoll.

5.1 4-Stufen Modell

Das erste Modell ist die vom DNQP empfohlene Standarteinführung für Expertenstandards. Dieses Modell beruht auf einem vierstufigen Phasenmodell das in Anlehnung an den Qualitätszyklus der Methode der stationsgebundenen Qualitätsentwicklung entwickelt wurde. Das Modell gibt ein systematisches Vorgehen für die Implementierung von Standards vor und dürfte in entsprechend vielen Pflegeeinrichtungen bereits bekannt und erprobt sein. Die vier Schritte können wie folgt in leicht abgewandelter Form angewandt werden;

Die erste Phase beginnt mit Informations- und Fortbildungsveranstaltungen für die verschiedenen Teams angepasst an die einzelnen Zielgruppen und ihre voraussichtlichen Aufgaben im Krisenfall. In dieser Phase werden möglichst viele Mitarbeiter in einem Zeitraum von ca. 4 Wochen erreicht. Fortbildungen und Informationsveranstaltungen sollten aber auch noch in späteren Phasen, auch eventuell wiederholt angeboten werden können sofern sich der Bedarf dafür ergeben sollte.

Die zweite Phase ist eine inhaltliche Auseinandersetzung mit dem Epidemie-/Pandemieplan und eine erste Anpassung an einrichtungsspezifische Eigenheiten. Hier kann bereits auf spezifische Eigenarten der Einrichtung eingegangen werden. Nicht zu Verwechseln mit den Anpassungen die in der Bereitschaftsphase des Endemie-/Pandemieplans vorgenommen werden, die sich statt auf einrichtungsspezifische Eigenarten zu beziehen auf erregerspezifische Eigenarten und die in der Phase vorliegenden neuen Erkenntnisse beziehen.

In der dritten Phase wird bei der Einführung von Expertenstandards mit einer angeleiteten Erprobung des Expertenstandards begonnen werden die eng durch Anleiter begleitet wird. Da der Pandemieplan nicht einfach in vollem Umfang im laufenden Betrieb ausprobiert werden kann, bietet es sich an einen Pandemieverlauf zu simulieren durch Rollenspiele und Gruppenarbeiten.
Wie bei der Einführung eines Expertenstandards sollten ausreichende personelle Ressourcen und zeitliche Freiräume geschaffen werden

Die letzte Phase prüft durch ein Auditverfahren den Abschluss der Implementierung.
Auch diese Phase müsste angepasst werden weil der Pandemieplan voraussichtlich zu dem Zeitpunkt, anders als ein Expertenstandard nicht in vollem Umfang umgesetzt wird, aus dem einfachen Grund weil idealerweise keine Pandemie stattfindet. Deshalb kann die erfolgreiche

Implementierung nicht geprüft werden indem man Pflegedokumentation auswertet und Bewohner- und Personalbefragungen durchführt, sondern man wertet die Rollenspiele und Gruppenarbeiten aus mit denen in der vorherigen Phase ein Pandemieverlauf simuliert wurde.

Auch wenn das Verfahren modifiziert werden muss ist es prinzipiell geeignet um einen Epidemie-/Pandemieplan zu implementieren.

5.2 Sechsschrittiger Implementierungsprozess

Schmidt beschreibt einen Implementierungsprozess mit sechs Schritten, der ebenfalls eigentlich Zur Implementation von nationalen Expertenstandards genutzt wird und ebenfalls mit geringen Modifikationen zur Implementierung eines Endemie-/Pandemieplans genutzt werden kann.

1. Fortbildung aller Mitarbeiter

2. Aktualisierung und Anpassung des einrichtungsinternen Standards

3. Überprüfung der Formulare

4. Verfahrensanweisungen im Qualitätsmanagement-Handbuch

5. Implementierung

6. Kontrolle durch die Leitung

Schmidt nennt als wichtige Voraussetzungen für eine gelungene Implementierung das Vorhandensein von aktuellem, pflegewissenschaftlich fundierten Fachwissen bei den Pflegekräften, Beratung und Dokumentation.

Weiter empfiehlt sie dass zur Überarbeitung der einrichtungsinternen Standards die eigenen personellen Ressourcen genutzt werden sollen, um das bei den Mitarbeitern vorhandene eigene Wissen nutzbar gemacht wird.

Eine Projektgruppe sollte eingesetzt werden die für die Implementierung verantwortlich ist, was im Falle des Epidemie-/Pandemieplans der Krisenstab sein könnte.

5.3 Bombenwurfstrategie

Die Bombenwurfstrategie findet Erwähnung weil sich in der Pandemie 2020/21 zeigt, dass neue Vorschriften nach einem ganz ähnlichen Prinzip von der Bundes/Landesregierung über den Einrichtungen der stationären Altenpflege „abgeworfen" wurden. Deshalb möchte ich die Strategie kurz mit ihren Vor- und Nachteilen vorstellen, da stationäre Pflegeeinrichtungen mit solchen „Bombenwürfen" auch in Zukunft rechnen müssen und zumindest die Vor- und Nachteile kennen sollten, um gegebenenfalls Strategien zur Kompensation der Nachteile im Vorfeld zu entwickeln.

Bei der Bombenwurfstrategie handelt es sich um eine Strategie, die das Ziel hat Änderungen möglichst ohne großen Zeitverlust in bestehende Systeme zu übertragen. Diese Strategie dient nicht dazu bestehende Lösungen und Verfahren oder Abläufe weiterzuentwickeln.

Stattdessen werden komplett neue Lösungen, wie eine Bombe in bestehende Systeme abgeworfen, die neue Lösung vernichtet, wie eine Bombe das Bestehende und schafft unverzüglich neue Fakten die sofort Geltung haben.

Das Grundprinzip der Strategie ist die schlagartige Implementierung von zuvor im Geheimen von der Unternehmensführung entwickelten Veränderungen. In der aktuellen Krise ersetzten Bundes/Landesregierungen die Rolle der Unternehmensführung.

Mitarbeiter und mittleres Management sind in der Regel nicht am Entwicklungsprozess beteiligt. Dies soll der Konfliktvermeidung dienen und die schlagartige Einführung soll den durch den Überraschungseffekt ausgelösten Schock jeden Widerstand gegen die Veränderung ausschließen.

Die Nachteile der Bombenwurfstrategie sind vor allem dass die anfängliche Schockstarre nicht ewig anhält und die Nicht-Beteiligung der Beschäftigten sich gravierend negativ auf die Motivation auswirken kann. Der Vorteil ist die kurze Zeit die für die Umsetzung nötig ist.

Allerdings ist dies mit Inkaufnahme erheblicher und Zahlreicher Nachteile verbunden. Hier sind Akzeptanzprobleme in der Organisation, Instabilität in der Implementationsphase aufgrund von Widerständen, fehlende Lernprozesse der Mitarbeiter/innen und somit auch keine Weiterentwicklung zu einer lernenden Organisation, zu nennen. Ferner geht damit eine Vernachlässigung langfristiger systemischer Stabilität zugunsten der Erlangung eines kurzfristigen Gleichgewichts einher. [12]

6. Schlusswort

Abschließen möchte ich diese Facharbeit mit zwei Zitaten die Helmuth Karl Bernhard Graf von Moltke (1800-1891) zugeschrieben werden;

"Kein Plan überlebt die erste Feindberührung."
und
"Glück hat auf Dauer doch zumeist nur der Tüchtige."

Das erste Zitat drückt treffend aus, dass jeder Plan um eine Krise wie eine Pandemie oder Epidemie zu bewältigen nie ein statisches Konstrukt sein kann und sich in einem stetigen Wandel befinden muss der auf Reflektion, Reaktion und Adaption basiert.

Die aktuelle und eventuell folgende Krisen werden stationäre Pflegeeinrichtungen und die Gesellschaft selbst verändern. Wie diese Veränderung aussieht kann jetzt noch niemand absehen, aber das zweite Zitat drückt treffend aus, dass die positiven Veränderungen auf die wir hoffen eben nur zu erwarten sind wenn wir gewillt sind dafür zu arbeiten.

7. Quellenverzeichnis

1.   Fachwörterbuch A–Z. (PDF) In: Infektionsschutz und Infektionsepidemiologie Fachwörter – Definitionen – Interpretationen. Robert Koch-Institut, S. 34 (bzw. 17), abgerufen am 4. Mai 2019. Berlin 2015, ISBN 978-3-89606-258-1.

2.   Robert Koch-Institut: Was ist eine Pandemie? rki.de; abgerufen am 10. Okto-ber 2020.

3.   Werner Köhler: Infektiologie. In: Werner E. Gerabek, Bernhard D. Haage, Gundolf Keil, Wolfgang Wegner (Hrsg.): Enzyklopädie Medizingeschichte. De Gruyter, Berlin / New York 2005, ISBN 3-11-015714-4, S. 667.

4.   Michael Rolle: Medizinische Mikrobiologie, Infektions- und Seuchenlehre. Thieme, Stuttgart 2007, ISBN 978-3-8304-1060-7, S. 12 Kapitel: 1.3 Von der Infizierung bis zur Seuche.; 1.3.1 Besiedlung, Infizierung. (eingeschränkte Vorschau in der Google-Buchsuche).

5.   Definition des Begriffs ‚Infection' in mehreren Lexika. (englisch); abgerufen am 15. August 2012.

6.   Stellungnahme des NLGA zu Absonderungsmaßnahmen bei Altenheimbewohnern. Stand 18. März 2020; abgerufen am 30. November 2020.

7.   Heimgesetz (HeimG) § 11 Anforderungen an den Betrieb eines Heims Abs. 1 Nr. 9; abgerufen am 3. Dezember 2020.

8.   Infektionsprävention in Heimen. Empfehlung der Kommission für Krankenhaushygiene und Infektionsprävention beim Robert Koch-Institut (RKI). In: Bundesgesundheitsblatt. 48, 2005, S. 1061–1080, S. 1073. doi:10.1007/s00103-005-1126-2; abgerufen am 6. März 2019.

9.   Hygienebezogene Pläne. Hygieneplan für stationäre Einrichtungen. nlga.niedersachsen.de, Stand März 2020, S. 64;

10.   https://de.wikipedia.org/wiki/Liste_von_Epidemien_und_Pandemien

11.   ((https://www.dnqp.de/fileadmin/HSOS/Homepages/DNQP/Dateien/Weitere/DNQP-Methodenpapier2019.pdf)

12.   https://www.effico.de/fileadmin/user_upload/publikationen/Weisser_iV3-07.pdf

BEI GRIN MACHT SICH IHR WISSEN BEZAHLT

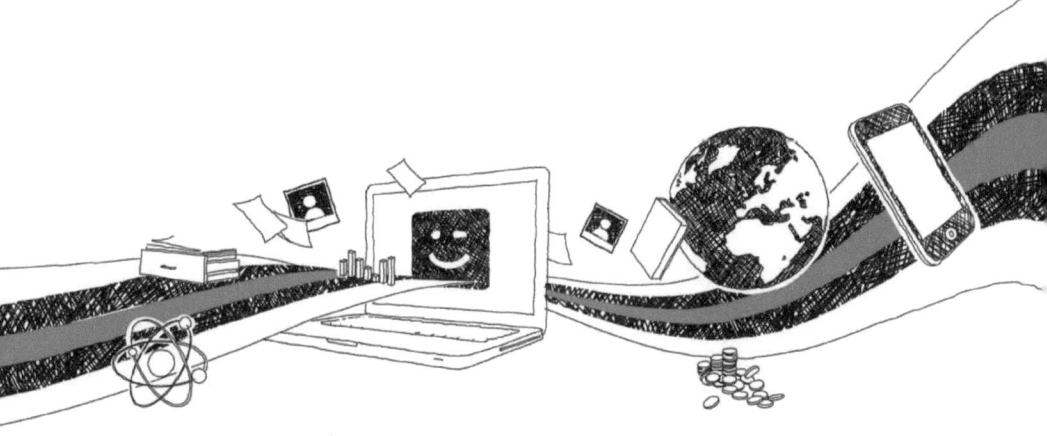

- Wir veröffentlichen Ihre Hausarbeit,
  Bachelor- und Masterarbeit

- Ihr eigenes eBook und Buch -
  weltweit in allen wichtigen Shops

- Verdienen Sie an jedem Verkauf

Jetzt bei www.GRIN.com hochladen und kostenlos publizieren

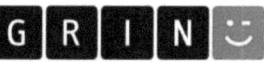